Umschreibungen Essensgerichte

Wie lautet des Rätsels Lösung? Seniorenbeschäftigung und Gedächtnistraining Rätsel

60 Ratespiele für Senioren – Band 16

Kristina Büttertz

Senioren Beschäftigungen

Folge uns auf Social Media!

Inhaltsverzeichnis

Einleitung

Ich begrüße dich ganz herzlich zu diesem Rätselwerk, in dem es um die verschiedensten Essensgerichte geht. Ob leckere, exotische, süße, sauere oder ungeniesbare Gerichte – hier erlebst du einen Geschmacksausflug in die verschiedensten Gerichte dieser Welt. Einen Ausflug der besonderen Art, denn dieser Ausflug wird dir mit jeder Menge Rätselspaß versüßt! 60 Rätsel werden dir im Zuge dieses Werkes angeboten. 60 Umschreibungen, die es zu lösen gilt. Diese Umschreibungen haben alle eine Gemeinsamkeit: es wird jeweils ein Gericht gesucht, das du mit Sicherheit schon 1000-mal gehört oder gesehen hast. Doch errätst du dieses Essensgericht auch, wenn du es nicht vor dir siehst, wenn du es nicht schmecken oder sogar anfassen kannst? Dieses Rätselwerk enthält 60 Rätsel, die allesamt gleich aufgebaut sind. Es werden jeweils sechs Tipps gegeben, die alle auf ein- und dasselbe Gericht hindeuten. Zum Ende der Indizien ist das gesuchte Gericht in den Lösungen angegeben. Dieses Werk wurde für Senioren geschrieben, die ihr Gehirn fit halten oder eventuell einem anfänglichen Demenz-Stadium entgegenwirken wollen. Es empfiehlt sich, dieses Rätselwerk als Spielleiter bzw. Fragensteller zu erwerben und dieses Rätselbuch beispielsweise in einem Seniorenheim auszuprobieren.

Die verschiedenen Hinweise können vom Spielleiter einfach vorgelesen werden. Nach jedem Tipp kann sich der Senior oder die Seniorin überlegen, ob er bzw. sie auf die Lösung kommt und kann ggf. einen Tipp abgeben. Am Ende kann der Spielleiter ggf. noch weitere Tipps geben oder das Rätsel auflösen, sofern es aufgelöst bzw. erraten wurde. Natürlich ist dieses Werk auch für Gruppenspaß geschaffen. Senioren können dabei in zwei oder in mehrere Gruppen aufgeteilt werden und raten dann gemeinsam im Team gegen andere Teams. Mehr Senioren sorgen natürlich auch für mehr Wissen und folglich entstehen mehr Ideen. Die Lösungen der Rätsel findest du am Ende des Buches, somit können die Rätsel auch alleine gelöst werden. Ich wünsche dir viel Spaß bei den folgenden 60 Rätseln über ganz verschiedene Essensgerichte mit ganz individuellen Eigen- und Besonderheiten, die im Zuge dieses Werkes gewürdigt werden!

P.S. Auf Seite 74 findest du noch ein exklusives Geschenk von uns. Lass dich überraschen!

Rätsel 1:

Welches ist mein gesuchtes Gericht?

Mein Gericht wird meistens mit Spaghetti gemacht.

Die Soße für mein Gericht kann man entweder kaufen, oder selbst machen.

In meinem Gericht befindet sich Tomatensoße.

Diverse Gewürze verfeinern mein gesuchtes Gericht.

Mein Nudelgericht enthält Zwiebeln und Knoblauch.

Die Hauptzutat meines gesuchten Essens ist Hackfleisch.

Rätsel 2:

Welches ist mein gesuchtes Gericht?

Für mein gesuchtes Gericht braucht es Brot.

Das Brot sollte nach Möglichkeit schon etwas hart sein.

In mein Gericht kommen weiters Zwiebeln, Eier und Gewürze.

Mein Gericht wird oft als Beilage zum Fleisch serviert.

Mein Gericht muss ins kochende Wasser gelegt werden.

Die Form meines Essens ist rund.

Rätsel 3:

Welches ist mein gesuchtes Gericht?

Mein gesuchtes Gericht wird aus Kartoffeln gemacht.

Bei meinem gesuchten Essen handelt es sich um eine Beilage.

Besonder beliebt ist dieses Essen bei Kindern.

Mein Gericht ist frittiert.

Oft wird zu meinem Gericht Ketchup und Mayonnaise gegessen.

Die Form meines Gerichtes ist länglich.

Rätsel 4:

Welches ist mein gesuchtes Gericht?

Mein Gericht wird hauptsächlich zum Frühstück gegessen.

Das gesuchte Essen kann man entweder süß oder salzig zubereiten.

Es gibt unzählig viele Rezepte für mein Gericht.

Grundzutaten für mein Gericht sind Eier, Mehl, und Milch.

Mein gesuchtes Gericht wird in der Pfanne zubereitet.

Mein Gericht ist meistens rund.

Rätsel 5:

Welches ist mein gesuchtes Gericht?

Mein gesuchtes Gericht ist ein Fleischgericht.

Damit mein Gericht richtig schmeckt, muss man es rollen.

Das Gericht besteht aus dünnen Rindsschnitzeln.

Auf die Schnitzel wird eine Scheibe Schinken gelegt.

Estragonsenf verfeinert mein Gericht nochmals.

Gut gewürzt schmeckt mein Gericht am besten.

Rätsel 6:

Welches ist mein gesuchtes Gericht?

Mein gesuchtes Gericht ist typisch italienisch.

Egal ob Spaghetti oder Penne, mein Gericht schmeckt mit allen Nudeln.

Mein Essen schmeckt am besten, reibt man frischen Parmesan drüber.

Die Hauptzutat für mein Gericht ist Basilikum.

In die Soße meines Essens werden oft Pinienkerne hinzugefügt.

Mein Gericht enthält Öl und hat eine grüne Farbe.

Rätsel 7:

Welches ist mein gesuchtes Gericht?

Mein gesuchtes Essen ist ein Fleischgericht.

Mein gesuchtes Gericht ist ein geschmorter Braten.

Zu meinem Braten isst man meistens Rotkohl oder Kartoffeln.

Meistens wird mein Gericht Tage zuvor mariniert.

Das gesuchte Essen schmort im Ofen.

Mein Braten schmeckt eher säuerlich.

Rätsel 8:

Welches ist mein gesuchtes Gericht?

Mein gesuchtes Gericht besteht hauptsächlich aus Fleisch.

Traditionell nimmt man für mein Essen Kalbsfleisch.

Das Essen hat seinen Ursprung in Österreich.

Mein Essen wird in einer Panade gewälzt.

Anschließend wird es in Öl herausgebacken.

Zu meinem Gericht isst man gerne Pommes.

Rätsel 9:

Welches ist mein gesuchtes Gericht?

Mein gesuchtes Gericht ist ein Gemüse.

Es gibt immer eine bestimmte Saison für mein Gemüse.

Das Gemüse wird wortwörtlich „gestochen".

Zu meinem Gericht serviert man oft Mayonnaise und Butter.

Schinken ist ein beliebtes Beigericht.

Mein gesuchtes Gericht ist länglich und weiß.

Rätsel 10:

Welches ist mein gesuchtes Gericht?

Mein gesuchtes Essen beschreibt ein Gemüsegericht.

Mein Gericht ist kein Salat.

Das gesuchte Gericht wird in einer Pfanne serviert.

Gesucht wird ein Essen, welches nur aus Gemüse besteht.

Mein Gericht ist sehr gesund.

Egal ob Zucchini, Paprika oder Aubergine – hier ist alles dabei.

Rätsel 11:

Welches ist mein gesuchtes Gericht?

Mein Gericht besteht aus Fleisch.

Um mein Gericht zuzubereiten, muss das Fleisch gehackt sein.

Zwiebel und Gewürze geben meinem Gericht die besondere Note.

Mein Gericht wird auf beiden Seiten angebraten.

Das Gericht wird mit den Händen geformt.

Mein gesuchtes Gericht sind ovale bzw. runde Fleischbällchen.

Rätsel 12:

Welches ist mein gesuchtes Gericht?

Mein gesuchtes Gericht besteht aus Brot und Gemüse.

Eier helfen, mein Gericht zusammenzuhalten.

Das Gemüse in meinem Gericht ist Spinat.

Mein Gericht wird mit hartem Brot zubereitet.

Das Essen wird meist auf Dampf gegahrt.

Mit Butter und Parmesan serviert, schmecken meine Knödel am besten.

Rätsel 13:

Welches ist mein gesuchtes Gericht?

Hier wird eine traditionelle Mehlspeise der süddeutschen Küche gesucht.

Mein Gericht wird mit Hefe gemacht.

Mein gesuchtes Gericht wird als Teig-Kugel in Öl herausgebacken.

Das gesuchte Essen kann als Hauptgericht salzig serviert werden.

Ebenso kann mein Gericht als Dessert gegessen werden, mit einer süßen Soße.

Mein gesuchtes Essen enthält das Wort „Nudeln".

Rätsel 14:

Welches ist mein gesuchtes Gericht?

Mein gesuchtes Gericht kommt aus Italien.

Das Essen, welches wir hier suchen, mögen nahezu alle Meschen.

Mein Gericht besteht aus einem Hefeteig.

Tomatensoße, Mozzarella und Origano geben meinem Gericht die besondere Note.

Mein Gericht wird traditionell im Holzofen gebacken.

Egal ob Diavola, Calzone oder doch Margherita: Mein Gericht ist einfach lecker!

Rätsel 15:

Welches ist mein gesuchtes Gericht?

Hier wird ein süßes Gericht gesucht.

Mein Gericht wird im Ofen goldbraun gebacken.

Mein Gericht besteht aus einem Mürbteig.

Quark ist eine der Hauptzutaten für mein gesuchtes Essen.

Mein Essen ist ein Kuchen.

„Käse" ist zwar im Namen meines Essens, aber keine Zutat davon.

P.S. Auf Seite 74 findest du noch ein exklusives Geschenk von uns. Lass dich überraschen!

Rätsel 16:

Welches ist mein gesuchtes Gericht?

Mein gesuchtes Gericht ist rot.

Hier wird eine Suppe gesucht.

Meistens wird mein Gericht püriert.

Gewürze wie Majoran verfeinert mein Gericht.

Getoastete Brotwürfel werden oft in meine gesuchte Suppe geworfen.

Die Hauptzutat für mein gesuchtes Gericht sind Tomaten

Rätsel 17:

Welches ist mein gesuchtes Gericht?

Mein Gericht wird meistens als Beilage gegessen.

Das gesuchte Essen besteht aus Kartoffeln.

Die Kartoffeln werden geschält.

Dann werden die Kartoffeln kleingeschnitten.

Verfeinert wird das Ganze noch mit etwas Öl, Salz und Rosmarin.

Das ganze wird dann für ca. 1 Stunde im Ofen gebacken.

Rätsel 18:

Welches ist mein gesuchtes Gericht?

Besonders in Bayern ist mein Gericht sehr beliebt.

Oft werden meinem Gericht Zwiebeln beigefügt.

Die Grundform meines Gerichtes ist klein und oval.

Mein Gericht besteht aus einem Teig.

Mein gesuchtes Gericht wird mit Käse gemacht.

Das gesuchte Gericht wird mit einem Hobel in heißes Wasser gerieben.

Rätsel 19:

Welches ist mein gesuchtes Gericht?

Mein Gericht ist süß.

Das gesuchte Gericht ist ein Nachtisch oder eine Nachmittags-Jause.

Mein gesuchtes Gericht besteht aus einem Mürb- oder Blätterteig.

Zimt und Zucker spielen bei meinem Essen eine große Rolle.

Oft werden meinem Gericht noch Rosinen beigemischt.

Mein Gericht ist mit Äpfeln gefüllt.

Rätsel 20:

Welches ist mein gesuchtes Gericht?

Mein Gericht schmeckt süßlich.

Marillen sind die Hauptzutat in meinem gesuchten Essen.

Mein gesuchtes Essen ist durch und durch Orange.

Viele essen Butter gemeinsam mit meinem Gericht.

Das gesuchte Gericht ist ein Aufstrich.

Besonders gut schmeckt mein Essen auf einem Brot.

Rätsel 21:

Welches ist mein gesuchtes Gericht?

Mein gesuchtes Gericht wird als Beilage gegessen.

Oft ist mein Gericht klein und rund, es kommt aber auch in anderen Formen vor.

Bestehend aus Kartoffeln, schmeckt es besonders lecker.

Mein Essen ist innen weich und aussen knusprig.

Meistens wird diese Beilage im Ofen gebacken.

Zu kaufen erhält man mein Kartoffelgericht meist eingefroren.

Rätsel 22:

Welches ist mein gesuchtes Gericht?

Mein Gericht ist eine Hauptmahlzeit an sich.

Die Grundzutat für mein Gericht ist Reis.

Der Reis wird in Kombination mit einem Gemüse gegessen.

Rahm, Zwiebeln und Gewürze geben meinem Gericht die spezielle Note.

Für mein Gericht braucht es eine spezielle Art von Pilzen.

Die Pilze für mein Gericht sind entweder weiß oder braun.

Rätsel 23:

Welches ist mein gesuchtes Gericht?

Hier wird etwas Süßes gesucht.

Mein Gericht wird im Ofen gebacken.

Meistens backen wir diesen Nachtisch in einer Gugelhupfform.

Der Teig meines Kuchens hat 2 verschiedene Farben.

Einer Hälfte des Kuchens mischen wir Kakao oder Schokolade bei.

Kennzeichnend für meinen Kuchen ist das typische Muster.

Rätsel 24:

Welches ist mein gesuchtes Gericht?

Mein Gericht ist ein Fleischgericht.

Man kann entweder ein Ganzes oder ein Halbes von meinem Gericht kaufen.

Das Gericht hat eine würzige Kruste.

Die Schenkel meines gesuchten Gerichtes werden oft mit den Händen gegessen.

Wir backen das Fleisch entweder im Ofen oder kaufen es schon gebratener.

Mein Gericht ist auf vielen Feiern ein fester Bestandteil.

Rätsel 25:

Welches ist mein gesuchtes Gericht?

Hier wird eine Nachspeise gesucht.

Diese Nachspeise kommt aus Italien.

Mein Gericht kann man entweder mit Kaffee oder mit Kakao machen.

Typisch für diese Süßspeise sind die gezuckerten Biskuit-Kekse.

Hauptsächlich besteht die Süßspeise aus Mascarpone.

Garniert wird meine leckere Süßspeise mit Kakaopulver.

Rätsel 26:

Welches ist mein gesuchtes Gericht?

Mein gesuchtes Gericht mischt man in viele Gerichte.

An sich ist mein gesuchtes Essen weiß bis gelblich.

Schaut man auf die Kalorien, sollte man es nicht verwenden.

Mein Essen kann man in einer Tube kaufen.

Besonders beliebt ist mein Essen zu Pommes.

Man kann sagen, dass es auch in Kombination mit Ketchup sehr gut schmeckt.

Rätsel 27:

Welches ist mein gesuchtes Gericht?

Hier wird eine Süßspeise gesucht.

Die Süßspeise wird typischerweise mit Milch zubereitet.

Die Milch muss erwärmt werden, damit es etwas wird.

Erkaltet mein Gericht, bekommt es an der Oberseite eine Art „Haut".

Ist die Milch heiß genug, mischen wir ein Pulver bei.

Mein Nachtisch schmeckt schokoladig.

Rätsel 28:

Welches ist mein gesuchtes Gericht?

Hier wird ein Nudelgericht gesucht.

Das Nudelgericht kommt in Form von Teigtaschen vor.

Mein Gericht hat einen italienischen Namen.

Diese Teigtaschen sind gefüllt.

Mögliche Füllungen sind Ricotta, Schinken oder Gemüse.

Egal ob klein oder groß, mit Sahne schmecken sie besonders gut.

Rätsel 29:

Welches ist mein gesuchtes Gericht?

Mein gesuchtes Gericht sind ebenfalls Teigtaschen.

Ursprünglich kommt das Gericht aus Österreich.

Die halbmondförmige Gestalt ist kennzeichnend für das Gericht.

Typischerweise sind meine Teigtaschen mit Spinat gefüllt.

Entweder man macht meine Teigtaschen selbst, oder man kauft sie im Supermarkt.

Mit Butter und Parmesan garniert, werden sie meist serviert.

Rätsel 30:

Welches ist mein gesuchtes Gericht?

Hier wird ein Gericht gesucht, welches meist gefroren gekauft wird.

Das Gericht muss zuerst in den Backofen, um es anschließend zu genießen.

Das gesuchte Essen ist ein Fischgericht.

Der Fisch ist in eine Kruste gewickelt.

Besonders beliebt ist mein Essen bei Kindern.

Mein Gericht hat eine längliche, rechteckige Form, in der Größe eines Fingers.

P.S. Auf Seite 74 findest du noch ein exklusives Geschenk von uns. Lass dich überraschen!

Rätsel 31:

Welches ist mein gesuchtes Gericht?

Das Gericht welches wir hier suchen, ist ein Fleischgericht.

Zu meinem Gericht wird gerne Gemüse und Reis gegessen.

Das Fleisch wird entweder paniert oder in natural gegessen.

Mein Gericht ist ein helles Fleisch.

Bevor wir das Gericht essen, müssen wir es klopfen.

Mein Fleisch kommt vom Weiblichen Truthahn.

Rätsel 32:

Welches ist mein gesuchtes Gericht?

Gesucht wird ein italienisches Gericht.

Typisch für das Gericht ist, dass es kalt zubereitet und gegessen wird.

Origano ist ein wichtiges Gewürz für mein Essen.

Für mein Gericht werden die 2 Hauptzutaten in Scheiben geschnitten.

Rot Weiß ist die Farbe meines Gerichtes.

Hauptzutat für mein Gericht sind Mozzarella und Tomaten.

Rätsel 33:

Welches ist mein gesuchtes Gericht?

Hier wird ein Hauptgericht aus Fleisch gesucht.

Typischerweise wird für mein Fleischgericht Rindfleisch verwendet.

Bevor wir das Fleisch in die Pfanne geben, wird es in Würfel geschnitten.

Das Fleisch wird in Zwiebeln angebraten.

Zu meinem Fleischgericht gibt es eine Sauce.

Als Beilage essen wird hier oft Reis oder Sauerkraut.

Rätsel 34:

Welches ist mein gesuchtes Gericht?

Mein gesuchtes Essen ist süß.

Man kann sagen, dass das Gericht cremig ist.

Das gesuchte Gericht wird entweder geliebt oder gehasst.

Rosinen werden meinem Gericht nach Bedarf beigemischt.

Hauptzutat für das Essen ist Reis.

Zimt und Zucker darf bei meinem Gericht nicht fehlen!

Rätsel 35:

Welches ist mein gesuchtes Gericht?

Hier wird ein Nachtisch gesucht.

Der Nachtisch besteht aus einem bestimmten Obst.

Eis wird auch in meine Süßspeise gegeben.

Das Obst ist klein und rot.

Typischerweise ist das Eis aus Vanille gemacht.

Mein gesuchter Nachtisch wird auch „heiße Liebe" genannt.

Rätsel 36:

Welches ist mein gesuchtes Gericht?

Italien ist das Ursprungsland meines Gerichtes.

Mein Gericht besteht aus einem Kartoffelteig.

Der Teig wird sonst noch mit Eiern, Mehl und Salz gemacht.

Die Form meines Gerichtes ist rund.

Mein Gericht wird meistens in Kombination mit Tomatensoße gegessen.

Mein Gericht wird mit zwei „cc" und einem „h" geschrieben.

Rätsel 37:

Welches ist mein gesuchtes Gericht?

Das gesuchte Essen besteht aus einem Schweineschnitzel.

Bevor wir das Schnitzel essen, muss es geklopft werden.

Dieses Schnitzel wird traditionell zusammen mit Tomatensoße gegessen.

Champignons, Zwiebeln und Paprika bilden die Soße zum Schnitzel.

Salz und Pfeffer darf bei meinem Essen nicht fehlen.

Der Namen des Gerichtes erinnert an ein Volk der Sinti und Roma.

Rätsel 38:

Welches ist mein gesuchtes Gericht?

Das gesuchte Gericht wird gebacken.

Mein Gericht besteht aus einem Hefeteig.

Besonders zu Ostern kommt meinem Essen eine wichtige Bedeutung zu.

Man kann mein Gericht entweder kaufen oder selbst backen.

Typischerweise wird hier eine Flechttechnik angewandt.

Mein Essen wird mit Ei bestrichen, bevor es in den Ofen geschoben wird.

Rätsel 39:

Welches ist mein gesuchtes Gericht?

Mein Gericht wird aus Kartoffeln gemacht.

Macht man mein Gericht selbst, muss man die Kartoffeln kochen.

Kauft man mein Gericht fertig, muss man es lediglich anrühren und aufkochen.

Das gesuchte Essen ist eine leckere Beilage zu diversen Fleischgerichten.

In meine Beilage kommen Kümmel, Salz und Pfeffer.

Die Kartoffeln werden püriert und mit Milch angerührt.

Rätsel 40:

Welches ist mein gesuchtes Gericht?

Gesucht wird hier ein Auflaufgericht.

Man kann mein Gericht entweder mit Fleisch oder vegetarisch zubereiten.

Besciamel ist ein wichtiger Bestandteil meines Essens.

Parmesan darf bei meinem gesuchten Essen nicht fehlen.

Mein Gericht wird gestapelt, das heißt zwischen den Nudelblättern kommt immer Soße und anschließend wieder ein Nudelblatt.

Rätsel 41:

Welches ist mein gesuchtes Gericht?

Hier wird etwas Süßes, Leckeres gesucht.

Gern gegessen wird es morgens, kann aber zu jeder Uhrzeit verspeist werden.

Wenn wir beim Bäcker sind, kommen wir fast nicht daran vorbei.

Gebacken wird es im Ofen.

Mein gesuchtes Essen hat die Form eines Halbmondes.

Die beliebtesten Füllungen sind Nutella, Vanille oder Marmelade.

Rätsel 42:

Welches ist mein gesuchtes Gericht?

Gesucht wird hier ein Essen, welches es sowohl als Suppe, als auch Beilage gibt.

Der Teig besteht hauptsächlich aus Brot und Eiern.

Mein gesuchtes Essen wird mit den Händen geformt.

In mein Gericht kommt Speck.

Bevor man mein Gericht essen kann, muss es in heißes Wasser gelegt werden.

Fallen meine … nicht auseinander, hat man alles richtig gemacht.

Rätsel 43:

Welches ist mein gesuchtes Gericht?

Bei meinem Gericht handelt es sich um einen Fisch.

Das gesuchte Stück Fisch ist ein Filet.

Die Farbe meines Gerichtes ist rosa.

Mein Gericht enthält ursprünglich Gräte.

Das gesuchte Gericht ist besonders fettig, aber dennoch gesund.

Oft isst man meinen gesuchten Fisch zum Frühstück.

Rätsel 44:

Welches ist mein gesuchtes Gericht?

Mein gesuchtes Gericht ist eine Beilage.

Würde man mein Gericht beschreiben, würde man sagen es schmeckt sauer.

Mein gesuchtes Essen wird aus einem Salatkopf gemacht.

Eingelegt und danach gewürzt, entsteht das typische Aroma der Beilage.

Mein Gericht hat eine weißlich bis gelbliche Farbe.

Mein Gericht ist nicht bei allen beliebt.

Rätsel 45:

Welches ist mein gesuchtes Gericht?

Mein Gericht ist ein Suppenklassiker.

Besonders in kalten Jahreszeiten, wärmt meine Suppe von innen heraus.

Oft wird mein Essen in Kombination mit einem „Würstel" gegessen.

Rindfleisch wird auch oft in meine gesuchte Suppe gegeben.

Die wohl bekannteste Art meine Suppe ist die Hühnerbrühe.

Kleine Nudeln verfeinern meine gesuchte Suppe und geben ihr das gewisse Etwas.

P.S. Auf Seite 74 findest du noch ein exklusives Geschenk von uns. Lass dich überraschen!

Rätsel 46:

Welches ist mein gesuchtes Gericht?

Mein gesuchtes Gericht ist ein beliebtes Extra auf Grillfeiern.

Das gesuchte Essen muss entweder in den Ofen oder auf den Grill.

Ist es knusprig, schmeckt es am Besten.

Mein gesuchtes Essen ist in der Mitte mit Knoblauch gefüllt.

Die Form des Essens ist länglich.

Mein gesuchtes Essen kann ein Baguette sein.

Rätsel 47:

Welches ist mein gesuchtes Gericht?

Das gesuchte Essen kommt ursprünglich aus Berlin.

Man kann sogar fast sagen, es ist eine Kult-Speise in Berlin.

Das gesuchte Gericht ist eine Wurst.

Meist kann man diese Wurst in einer Imbissbude finden.

Die spezielle Soße macht das Essen zu etwas ganz Besonderen.

Die Soße ist braun-gelblich und schmeckt scharf.

Rätsel 48:

Welches ist mein gesuchtes Gericht?

Mein gesuchtes Gericht ist ein beliebtes Frühstück für viele Nationen.

Das gesuchte Essen ist weiß und gelb.

Mein Gericht ist eine Eierspeise.

Das Gericht lässt sich in wenigen Minuten zubereiten.

Schlägt man mein Ei in eine Pfanne, bekommt man mein Gericht.

Etwas Salz und Pfeffer und schon fertig ist mein „........"!

Rätsel 49:

Welches ist mein gesuchtes Gericht?

Mein gesuchtes Essen ist süß.

Oft kommt dieses Gericht auf Geburtstagsfeiern vor.

Hier wird ein Kuchen gesucht.

Der Kuchen besteht aus Sahne und Kirschen.

Der Boden des Kuchens ist dunkel und mit Schokolade gemacht.

Diese Torte wird mit dem Schwarzwald verbunden.

Rätsel 50:

Welches ist mein gesuchtes Gericht?

Mein gesuchtes Gericht besteht aus Kartoffeln.

Es handelt sich hier um eine Beilage für ein Essen.

Eine weitere Zutat für mein Essen sind Zwiebeln.

Man muss die Kartoffeln kochen und anschließend erkalten lassen.

Essig und Öl, Salz und Pfeffer dürfen in meinem Gericht nie fehlen.

Typischerweise wird meine Beilage zum Wienerschnitzel gegessen.

Rätsel 51:

Welches ist mein gesuchtes Gericht?

Mein gesuchtes Essen ist ein Snack.

Wir kennen mein Essen bestehend aus 2 Brötchen.

In der Mitte wird eine Scheibe Käse gelegt.

Schinken ist die zweite Zutat in meinem belegten Brot.

Je nach Geschmack wird Ketchup zu meinem schnell zubereiteten Essen gegessen.

Ab in den Toaster, fertig ist mein Gericht.

Rätsel 52:

Welches ist mein gesuchtes Gericht?

Mein gesuchtes Gericht wird meist auf den Grill gelegt.

Die Farbe meines Essens ist gelb.

Wir können mein gesuchtes Essen klein schneiden.

Mein Essen ist ein Gemüse.

Mein gesuchtes Essen ist länglich und wir können daran „nagen".

Das Gemüse kommt in Form eines Kolbens vor.

Rätsel 53:

Welches ist mein gesuchtes Gericht?

Mein gesuchtes Essen ist ein Gebäck.

Das Gebäck gehört zur Familie der Laugenbrote.

Hier wird ein Snack für Zwischendurch gesucht.

Mein Gebäck kommt immer in seiner typischen Form vor.

Butter ist auch eine Zutat meines gesuchten Essens.

Meistens kaufen wir mein gesuchtes Essen beim Bäcker.

Rätsel 54:

Welches ist mein gesuchtes Gericht?

Hier wird eine Erfrischung im Sommer gesucht.

Mein gesuchtes Essen ist bei Jung und Alt äußerst beliebt.

Den Ursprung hat das Gericht in Italien.

Das gesuchte Essen schmeckt süß.

Es gibt hunderte verschiedene Sorten von meiner Süßspeise.

Mein Essen wird „geschleckt" oder „gelöffelt".

Rätsel 55:

Welches ist mein gesuchtes Gericht?

Die Farbe meines gesuchten Essens ist rosa.

Hier wird eine Fleischart gesucht.

Mein gesuchtes Essen schmeckt nur von wenigen Menschen.

Das Essen hat einen sehr eigenen Geruch.

Isst man zu viel von meinem Gericht, ist es ungesund.

Mein gesuchtes Gericht ist roh.

Rätsel 56:

Welches ist mein gesuchtes Gericht?

Hier wird eine Suppe gesucht.

Diese Suppe ist besonders gesund.

Oftmals sind Kinder nicht große Fans meines gesuchten Gerichts.

Hauptzutat für dieses Gericht sind diverse Gemüsearten.

Besonders gesund wird mein Essen mit saisonalem Gemüse.

Suppenwürfel, Salz und Pfeffer und fertig ist mein Essen.

Rätsel 57:

Welches ist mein gesuchtes Gericht?

Mein gesuchtes Essen beinhaltet Wurst.

Für das Gericht wird auch Käse klein geschnitten.

Gurken können ebenfalls hinzugefügt werden.

Hier wird eine spezielle Art von Salat gesucht.

Salz und Pfeffer dürfen natürlich nicht fehlen.

Das gesuchte Gericht wird noch mit Essig und Öl angemacht.

Rätsel 58:

Welches ist mein gesuchtes Gericht?

Mein gesuchtes Essen ist das sogenannte „Tüpfelchen auf dem i".

Gesucht wird eine Art Käse.

Man kann meine Käse entweder in Stücken essen, oder gerieben.

Der Käse muss Monate lang reifen, um seinen Geschmack zu erhalten

Man reibt mein gesuchtes Essen auf Gerichte.

Ein Schlagwort für mein Gericht ist „.... Reggiano"

Rätsel 59:

Welches ist mein gesuchtes Gericht?

Mein gesuchtes Essen ist ein Überbegriff für mehrere Gerichte.

Meistens sind meine gesuchten Gerichte cremig.

Egal welche Art von Gericht, meine Hauptzutat muss gekocht werden.

Besonders beliebt sind meine Gerichte mit jeglicher Art von Gemüse oder Fleisch.

Das Wort des Gerichtes, welches gesucht wird, ist italienisch.

Die Hauptzutat meines Gerichtes ist Reis.

Rätsel 60:

Welches ist mein gesuchtes Gericht?

Mein gesuchtes Gericht ist eine Nachspeise.

Diese Nachspeise kommt aus Italien.

Hauptzutat für meine Süßspeise ist Sahne.

Um seine Konsistenz zu erhalten, wird der Nachtisch kalt gestellt.

Oft wird auch eine Fruchtsoße zu meiner Süßspeise serviert.

Die Sahne wird bei diesem Gericht wortwörtlich „gekocht".

P.S. Auf Seite 74 findest du noch ein exklusives Geschenk von uns. Lass dich überraschen!

Lösungen

1. Spaghetti Bolognese
2. Semmelknödel
3. Pommes Frittes
4. Pfannkuchen
5. Rindsrouladen
6. Pesto Nudeln
7. Sauerbraten
8. Wiener Schnitzel
9. Spargel
10. Gemüsepfanne
11. Frikadelle
12. Spinatknödel
13. Dampfnudeln
14. Pizza
15. Käsekuchen
16. Tomatensuppe
17. Bratkartoffeln
18. Käse-Spätzle
19. Apfelstrudel
20. Marillenmarmelade
21. Kroketten
22. Champignonreis
23. Marmorkuchen
24. Hähnchen

25. Tiramisù

26. Mayonnaise

27. Schokoladepudding

28. Tortellini

29. Schlutzkrapfen

30. Fischstäbchen

31. Putenschnitzel

32. Caprese

33. Gulasch

34. Milchreis

35. Vanilleeis mit heißen Himbeeren

36. Gnocchi

37. Zigeunerschnitzel

38. Hefezopf

39. Pürree

40. Lasagne

41. Croissant

42. Speckknödel

43. Lachsfilet

44. Sauerkraut

45. Nudelsuppe

46. Knoblauchbrot

47. Currywurst

48. Spiegelei

49. Schwarzwälder-Kirsch- Torte

50. Kartoffelsalat

51. Toast

52. Maiskolben

53. Butterbreze

54. Eis

55. Tartar

56. Gemüsesuppe

57. Wurstsalat

58. Parmesan

59. Risotto

60. Panna cotta

ENDE

<u>Ich hoffe, das Buch hat dir gefallen.</u>

Im Übrigen wäre ich Dir sehr dankbar, wenn du dir eine Minute Zeit für ein Feedback auf Amazon.de nimmst!

Rezensionen sind für uns freie Autoren sehr wichtig, denn darüber werden sie gemessen! Nimm dir daher doch bitte die Minute Zeit und schreibe eine ehrliche Rezension über dieses Buch!

Weitere Senioren Beschäftigungen

Wir bemühen uns sehr und bringen stetig neue Bücher für Senioren raus, damit es nie langweilig wird ☺

Weitere Bücher von uns findest du hier:

Direkt zu unseren Büchern auf Amazon:
http://bit.ly/sb-autorenseite

Unsere Webseite:
https://senioren-beschaeftigungen.de

Weitere Beschäftigungs Bücher findest du auf Amazon.de, indem du in die Suchleiste „Kristina Büttertz" eingibst, auf eines unserer Bücher klickst, und dann unterhalb des Titels auf dir Buchreihe „Senioren Beschäftigungen" klickst.

<u>Vielen Dank für die Unterstützung.</u>

Unser Genschenk an dich 

Als Dankeschön und EXKLUSIVER Käufer unseres Buchs, möchten wir dir ein Geschenk machen.

---

100 kostenlose Seniorenbeschäftigungen

UND die 10 Eigenschaften über die ein Seniorenbetreuer/in unbedingt verfügen sollte. (Inkl. Stundenzettel für Seniorenbetreuer!)

Du kannst dir das Geschenk unter folgendem Link herunterladen:

https://bit.ly/unsergeschenk

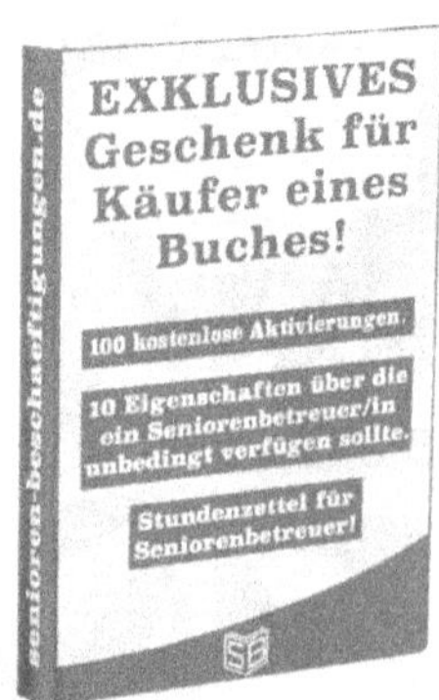

Haftungsausschluss

Die Umsetzung aller enthaltenen Informationen, Anleitungen und Strategien dieses Buchs erfolgt auf eigenes Risiko. Für etwaige Schäden jeglicher Art kann der Autor aus keinem Rechtsgrund eine Haftung übernehmen. Für Schäden materieller oder ideeller Art, die durch die Nutzung oder Nichtnutzung der Informationen bzw. durch die Nutzung fehlerhafter und/oder unvollständiger Informationen verursacht wurden, sind Haftungsansprüche gegen den Autor grundsätzlich ausgeschlossen. Ausgeschlossen sind daher auch jegliche Rechts- und Schadensersatzansprüche. Dieses Werk wurde mit größter Sorgfalt nach bestem Wissen und Gewissen erarbeitet und niedergeschrieben. Für die Aktualität, Vollständigkeit und Qualität der Informationen übernimmt der Autor jedoch keinerlei Gewähr. Auch können Druckfehler und Falschinformationen nicht vollständig ausgeschlossen werden. Für fehlerhafte Angaben vom Autor kann keine juristische Verantwortung sowie Haftung in irgendeiner Form übernommen werden.

Urheberrecht

Alle Inhalte dieses Werkes sowie Informationen, Strategien und Tipps sind urheberrechtlich geschützt. Alle Rechte sind vorbehalten. Jeglicher Nachdruck oder jegliche Reproduktion – auch nur auszugsweise – in irgendeiner Form wie Fotokopie oder ähnlichen Verfahren, Einspeicherung, Verarbeitung, Vervielfältigung und Verbreitung mit Hilfe von elektronischen Systemen jeglicher Art (gesamt oder nur auszugsweise) ist ohne ausdrückliche schriftliche Genehmigung des Autors strengstens untersagt. Alle Übersetzungsrechte vorbehalten. Die Inhalte dürfen keinesfalls veröffentlicht werden. Bei Missachtung behält sich der Autor rechtliche Schritte vor.

<u>Impressum:</u>

© Senioren Beschäftigungen 2020
1. Auflage. Alle Rechte vorbehalten. Nachdruck, auch in Auszügen, nicht
gestattet. Kein Teil dieses Werkes darf ohne schriftliche Genehmigung des
Autors in irgendeiner Form reproduziert, vervielfältigt oder verbreitet werden.
Kontakt: Lukas Weithaler/Unser Frau 169/ 39020 Schnals/
Italien/E-mail: info@senioren-beschaeftigungen.de

www.ingramcontent.com/pod-product-compliance
Lightning Source LLC
Chambersburg PA
CBHW070827260726
48654CB00024B/458